ローマ時代に遡れるのに対して、ヨーロッパでは薬剤師という仕事が法律の条文の中に現われるのはかなり時代が下ってからのことでした。その例は、シュタウフェン朝の有名な皇帝フリードリヒ2世（Friedrich II.　1194～1250）がシチリア王国で発布した画期的な法律（1231/1240）で、医師と薬剤師の関係が明記されています。しかし、ドイツの地で薬局が開局されるにはまだ時を待たなければいけませんでした。13/14世紀になってようやく、繁栄を誇った都市で薬局が開局されていったのでした。それまでは修道院において医療が施され、そこで古代ギリシア・ローマからの医学と薬学の知識も伝承されてきました。修道院から受け継がれた家具類・展示品は、薬事の根源を反映するものとしてドイツ薬事博物館のコレクションの重要なテーマとなっています。

バイエルン・ショーンガウの跣足カルメル会修道院の薬棚は1740年頃ものです。上部の戸には同宗派の修道院が描かれています。左からレーゲンスブルク、アウグスブルク、母院であるミュンヘン、そしてイン川河畔ライザッハのウアファルンと続きます。ここには当時のショーンガウの修道院の絵が欠けていますが、かつてはさらに右にそれが描かれた棚がありました。ミュンヘンの修道院には、そこに根を下ろす樹木が描かれています。これはミュンヘンから起こった新興のカルメ

▲ 左：聖コスマス、右：聖ダミアン
スイス 18世紀

ル会修道院が、左右に枝を伸ばすこの木のように育っていったことを暗示しています。棚の下部には2つの異なった絵が描かれています。最左のアロエは19世紀に上書きされたもので、その他はオリジナルの絵に戻されています。戸棚の中には、非常に稀少な18世紀の薬が入った180を超える当時のガラス容器がそのまま保存されています。

第2室－歴史的概観

第2室では古代ギリシア・ローマ時代から21世紀に至るまでの医療・薬事の歴史についての概観が展示されています。ここでは18世紀までのドイツの医療を支えた様々な源に光を当てています。それは古代ギリシア・ローマの医学知識、ビザンチン、ペルシアとアラビア・イスラム文化圏の処方、そして修道院医療を含んだ自国の伝統医療です。例として当時の革新的な技術を示すものや典型的な品が、それを説明するテキストを添えて展示されています。ガラスケースの中には、ローマ時代のガラス容器（紀元前1世紀）、ペルシアの陶製壺（14世紀）、ドイツ語圏で最古の年号を示す木製薬容器（1607/08年）、厳格に検定されたニュルンベルクの薬衡分銅（導入1555年）、そして最初の公的薬局方（Valerius Cordus、1546年）といったものです。また1890年頃の多機能の蒸気蒸留機は産業革命が薬局にも波及したことを物語っています。

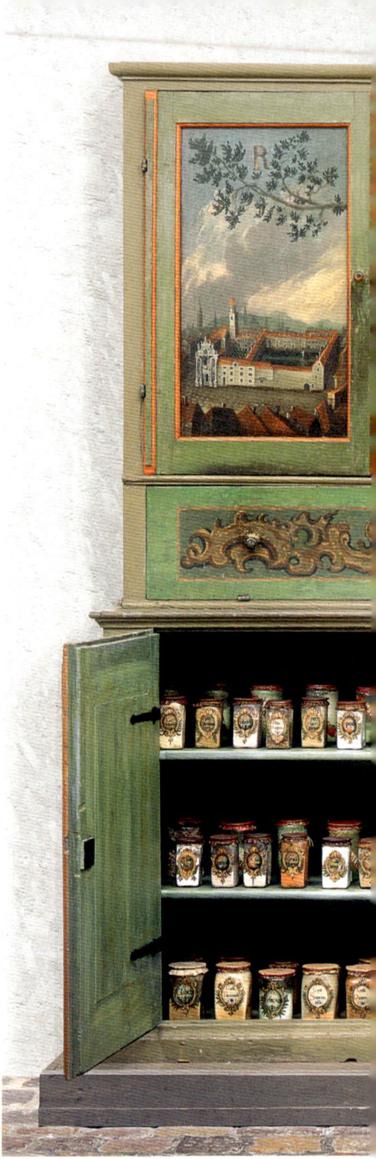

▶ ショーンガウ 修道院の薬棚。1740年頃

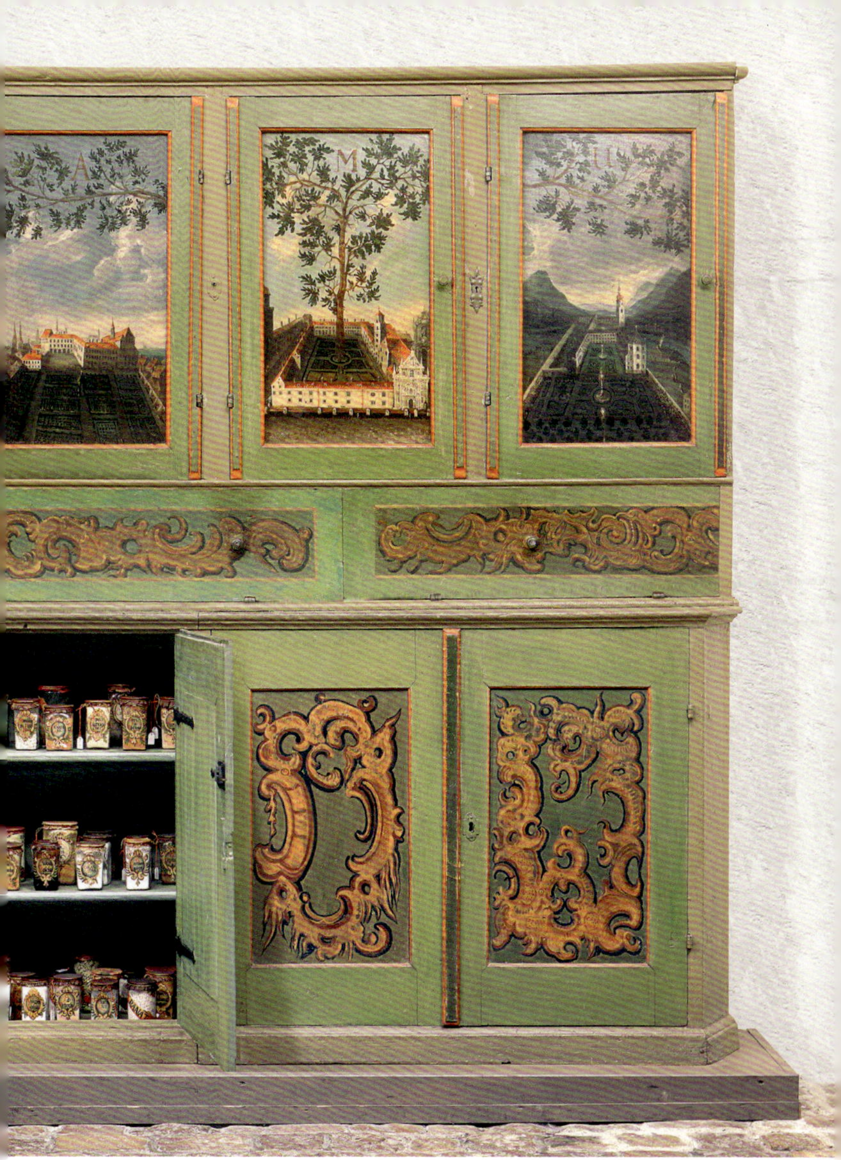
A
M

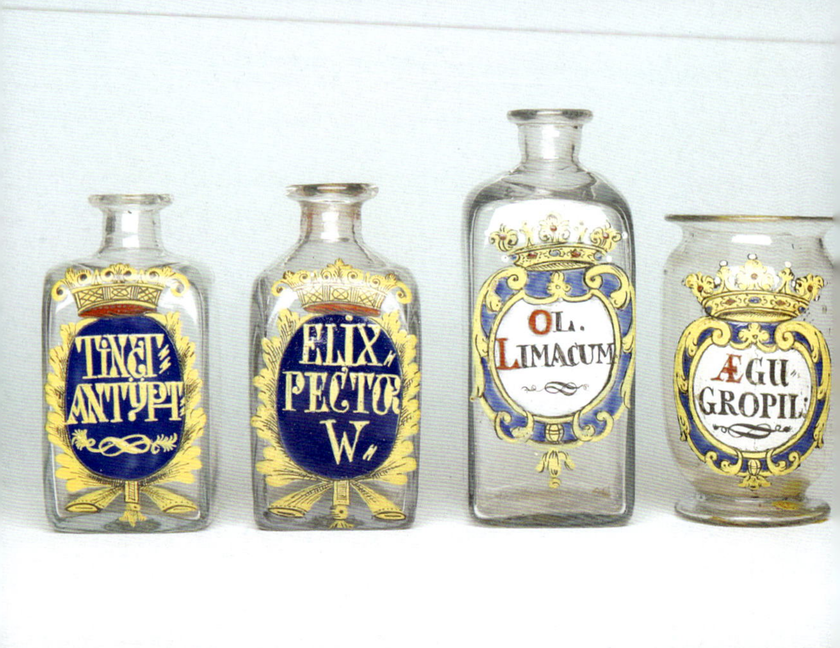

この部屋の中央にはバーデン地方ラインミュンスターのベネディクト派シュヴァルツァッハ修道院にあった1724年頃のバロック様式の調剤室（オフィツィン、ラテン語で作業室）が置かれています。これはパステルカラーの明るいグリーンに塗られ、上品な金色のアクセントが施されています。オーク材の調剤台の上では、古代ギリシアの医神アスクレピオスとその娘ヒュギエイアが調剤を見守っています。そしてその手にはアトリビュートのヘビの絡まった杖を持っています。棚には世界的に有名で、数の多さでも他に例を見ないエナメル画装飾のガラス製薬容器のコレクションの一部を見ることができます。これらの大半は18世紀に中部ドイツで作られたものです。

▲ エナメル画で装飾されたガラス製薬容器。18世紀

調剤室家具の対面には『信仰と医療』をテーマとした展示品が集められています。『薬局で薬を調合するキリスト』というモチーフの絵が、薬事博物館の絵画のコレクションに複数あります。これは、真の治癒というのは神によってのみ可能であるということを象徴しています。そこに描かれた薬容器には普通の薬ではな

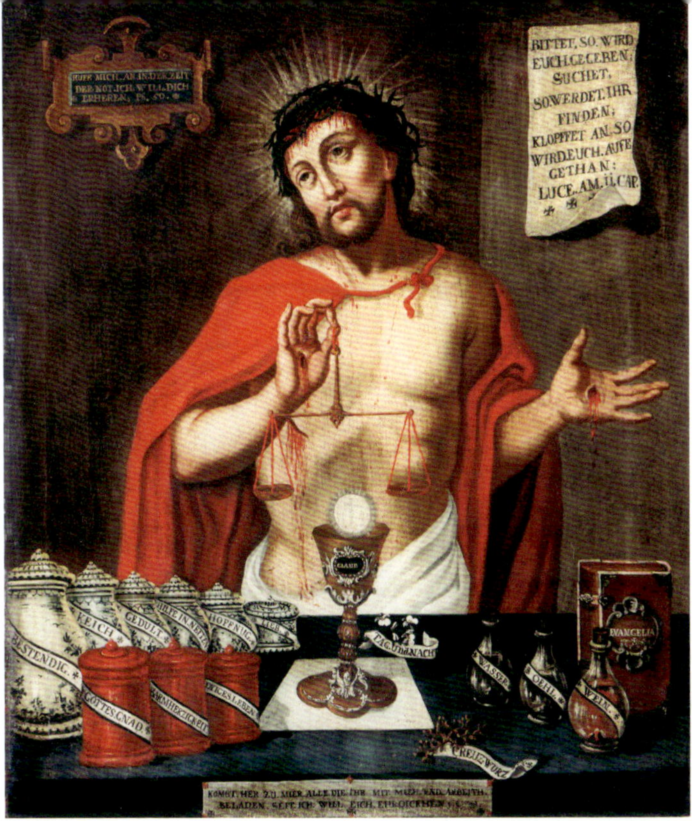

く、例えば『慈悲』といったようなキリスト教における徳が入っています。また薬局方となるのは聖書、秤で計量するのは薬ではなく最後の審判の日の魂です。信仰に関わる民衆芸術のコレクションとして、17～19世紀の魔除けや献納品、またペストに対する聖セバスチャンや聖ローホス、薬剤師の守護聖人マリア・マグダレーナといった聖人の彫像が展示され、このテーマの幅を広げています。

第3室から第4室 ― 子供薬局とビーダーマイヤー様式の薬局

第３室は薬事博物館の教育活動の場で、ここで子供達は自分の手で小さな薬剤師になることができます。

▲ 薬局のキリスト。
ミュンヘン 18世紀後半

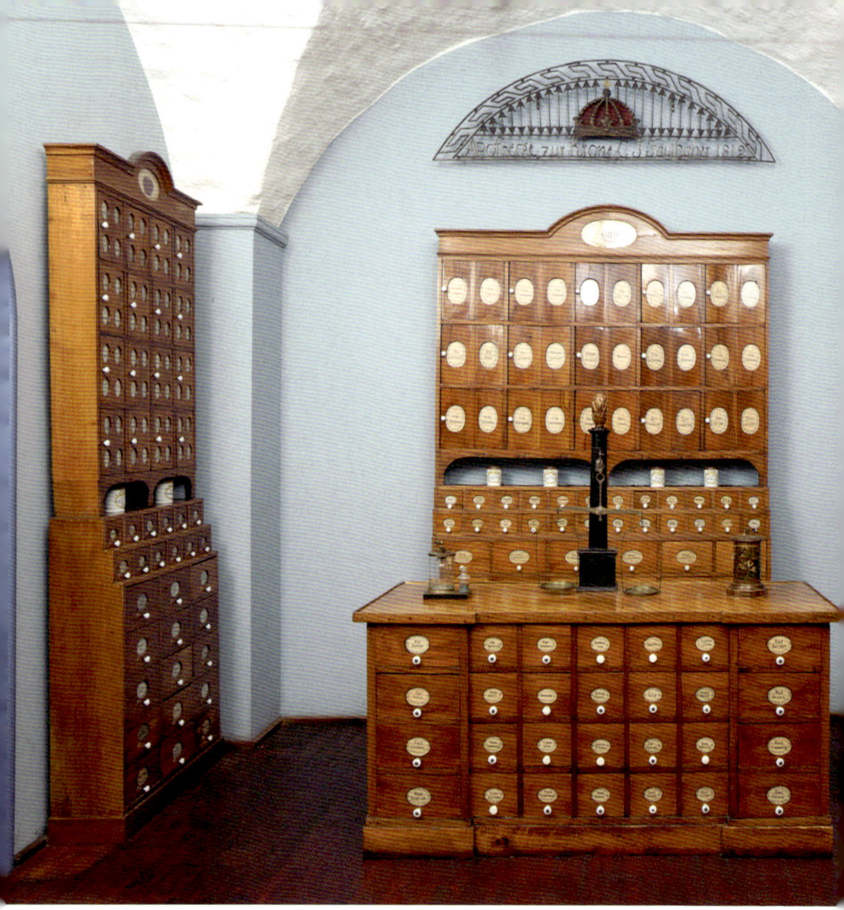

すぐ隣の第4室には、実際に使用されていた興味深い薬局家具が置かれています。壁の明るいブルーの色調はウルムにあったクローネ（Krone）薬局のオリジナルの色で、桜の木を使った家具（1812~14年頃）の暖かな色調に完璧に調和しています。この調剤室家具は、他には見られないことに、薬容器を収納する棚が戸で覆われています。この家具には、クリストフ・ヤコブ・ファウルハーバー（Christoph Jacob Faulhaber、1772~1842年）の芸術的嗜好

▲ ウルムのクローネ薬局の家具。1812-14年頃

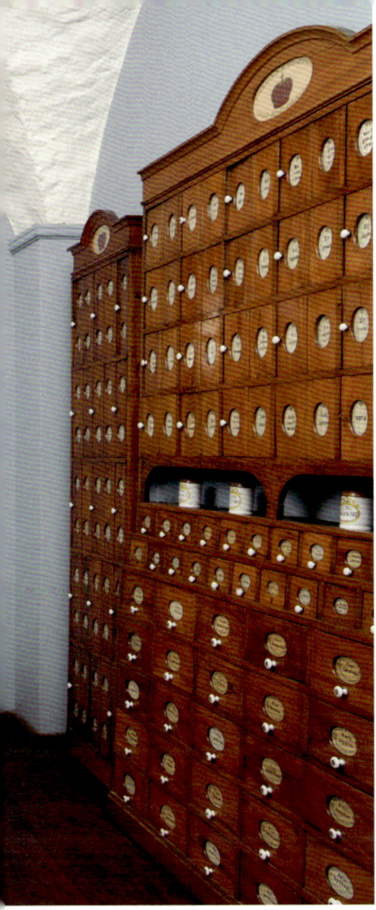

と長年の薬局経営者としての経験が取り入れられています。それは、戸は薬を光と害虫から守り、戸と容器の両方に薬名を書くことで薬の取り違えを防ぐということでした。しかし一つ致命的な難点がありました。それは、このタイプの家具は条例違反で、1898年の薬局監査の際にクレームが出ました。そのため、この家具はウルム市立博物館の展示品となり、第2次世界大戦でウルムのモーレン(Mohren)薬局が破壊されたあと、薬局仮店舗のために再び活用され、他の薬局家具に何一つ劣るところがないことを示しました。1959年、モーレン薬局が新店舗に最新の装備をしたことで、この貴重な家具類はドイツ薬事博物館に終の棲家を見つけることになりました。

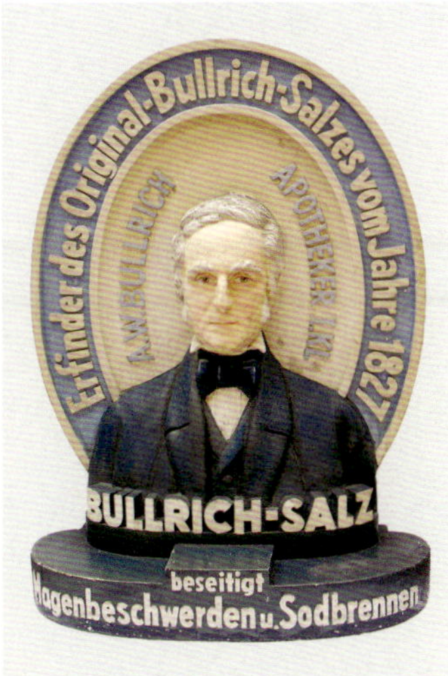

**▲ 著名な薬剤師アウグスト・ヴィルヘルム・ブルリッヒが自ら薬局のショーウィンドウでブルリッヒ塩を紹介。
プラスチック製 1950年頃**

第5室 – 薬の展示

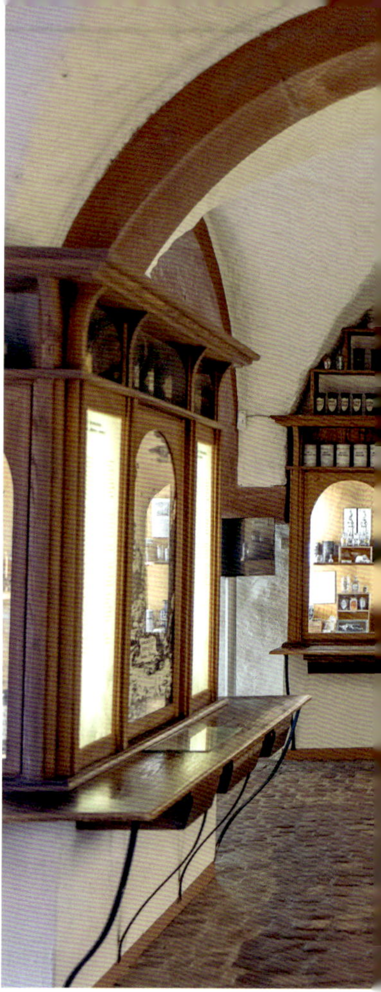

ドイツ薬事博物館は、17～20世紀に薬の材料となった『マテリア　メディカ』の世界最大規模のコレクションを誇っています。ラテン語の„materia medica"という言葉は、そのまま薬になるものから、加工することによって薬になるものまで、全ての材料を包括しています。薬には植物・動物・鉱物由来のものがあり、薬に使用された材料は全て、薬学上の専門用語で『ドローゲ（Droge）』（ドイツ語の"trocken"＝英語の"dry"、『乾燥』に由来）と名付けられました。その中でも葉・花・種子・根・樹脂といった植物界からの材料は最も古く、長らく最も頻繁に使用された薬の素材でした。動物界からのものは10～20％ほどありました。脂肪を軟膏基剤にしたり、伝説上の動物ユニコーンの角とされたものを、あたかも解毒作用のあるものと考えて珍重しました。鉱物界からのものは、古代ギリシア・ローマの時代から岩石・金属・土が挙げられていました。これらは、特にパラケルスス（Paracelsus、1493/94～1541年）の時代以降、大きな関心を集めるようになりました。

第5室には28の展示ケースに1,000を超える素材が、効用物質や適応症といったテーマ毎に展示されています。また植物を描いた当時のグラフィックや17～19世紀の薬容器も展示に組込まれています。セージやセイヨウオトギリソウといった現在も用いられている薬草と並んで、17世紀以降、解熱作用があるとしてマラリアに処方されたキナ皮など、今日では使用されることもなくなった素材も展示されています。加えてヨーロッパに薬用としてもたらされ、のちに嗜好品となった茶・カカオ・香辛料もあります。変わったところでは、伝説上の動物ユニコーンの角・ミイラの粉末・ヒトの脂肪が挙げられます。『テリアカ（Theriak）』という『薬の女王』には一つの展示ケースが丸ごと捧げられて

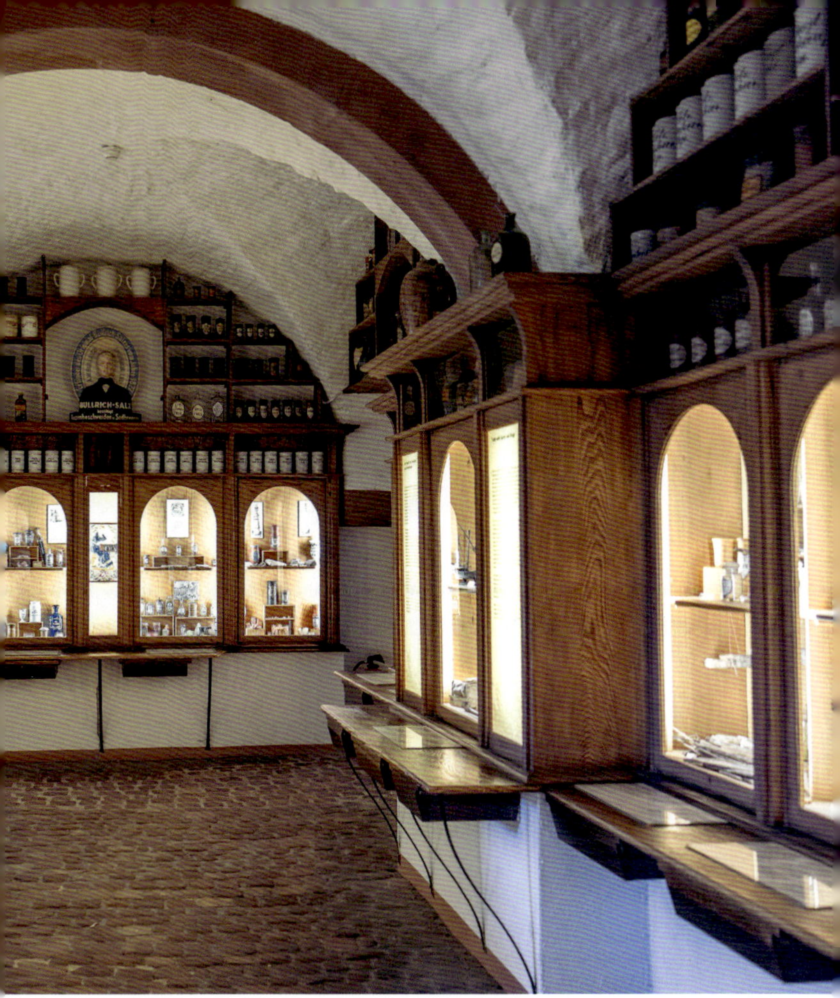

います。古代ローマ時代から18世紀までの間に、材料はおよそ60種から200種に増加し、濃い色でマーマレードのような粘り気のある混合液は薬の古典的代表に挙げられていました。この万能薬の材料の多くは植物性（例えば、胡椒・バラの葉・スミレの根・甘草・没薬など）でした

▲ **薬の コレクション。**

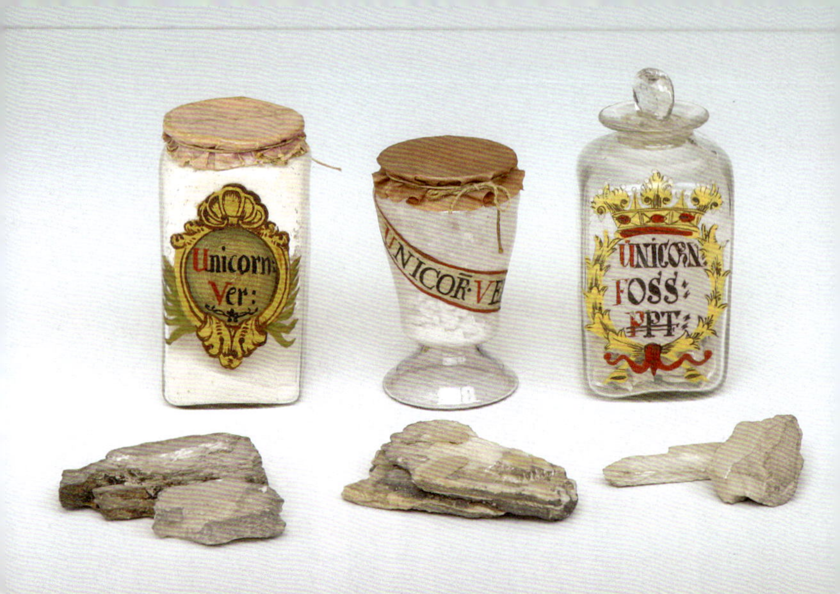

▲ “本物”の ユニコーン（イッカク鯨 の歯）の入った薬容器。右端はユニ コーンの化石。（マンモス の歯）ドイツ 18世紀

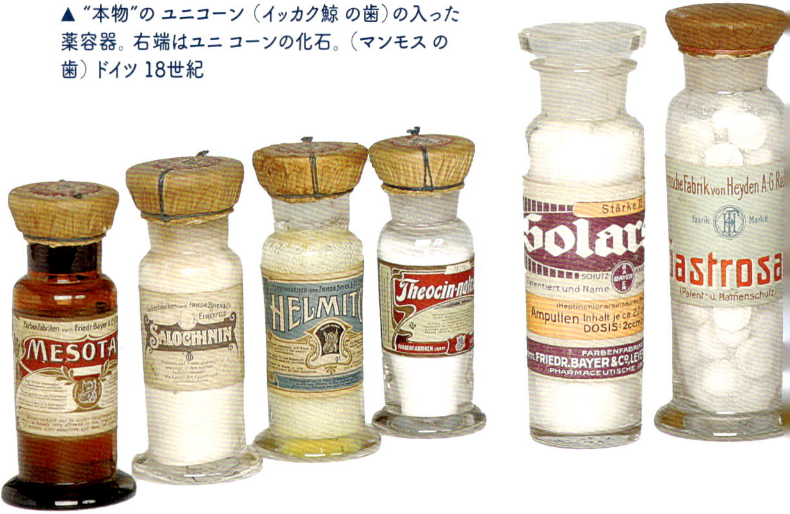

▲ 工業生産が 始まった頃 の薬。1910/30年

が、アヘンのような微量で作用の強い物質や毒蛇の肉といった動物界のものも含まれていました。

　この部屋の奥の一角では、19世紀末に始まった製薬会社で生産された薬に焦点をあてています。アスピリン（1917年のもの）や最初のペニシリン（1947年のもの）といった古典薬や1900年以降に登場した最初のパッケージ入り薬ラーラなどを含めた20世紀の薬のマイルストーンとなる薬が展示されています。

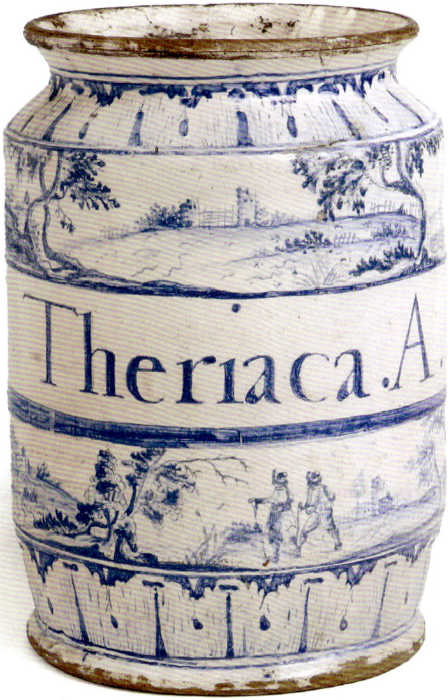

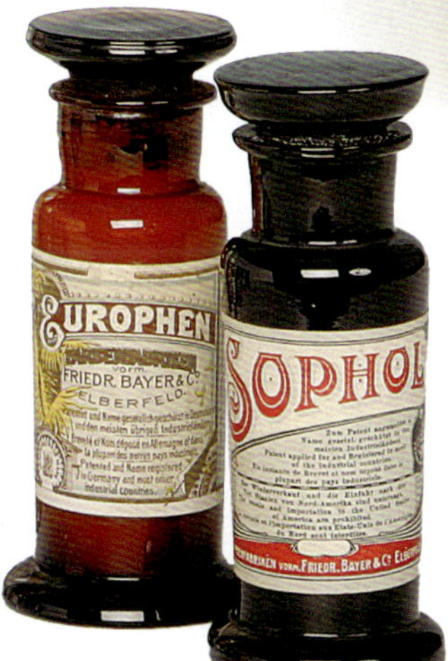

▲ テリアカ用の豪華なマジョリカ焼き薬容器。タラヴェラ 1700年頃

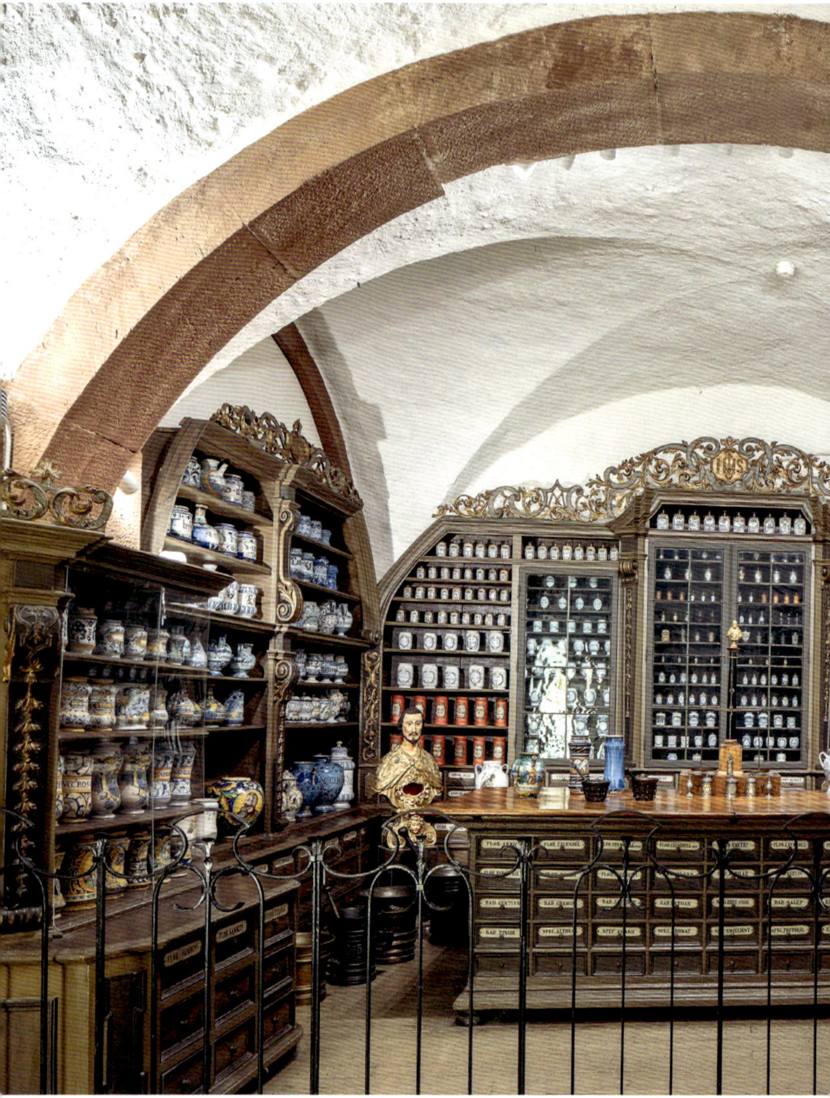

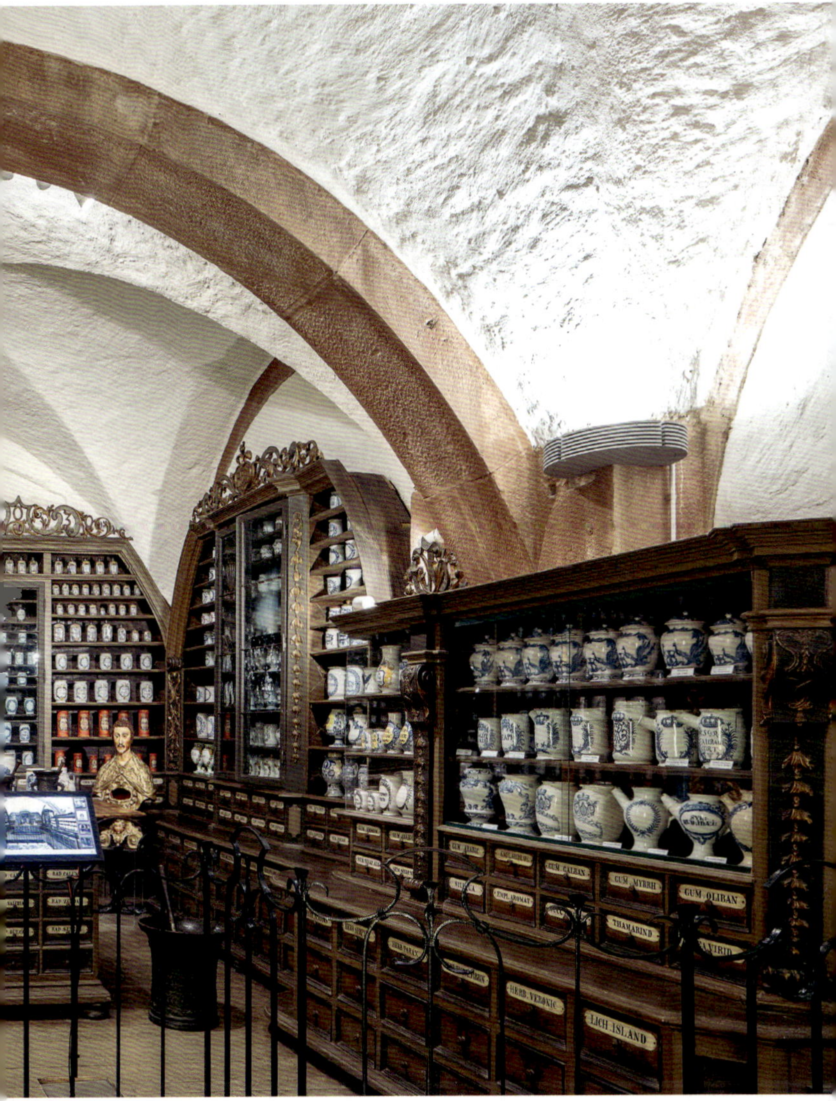

▲ クラーゲンフルトのウルスラ会修道院の調剤室。1730年

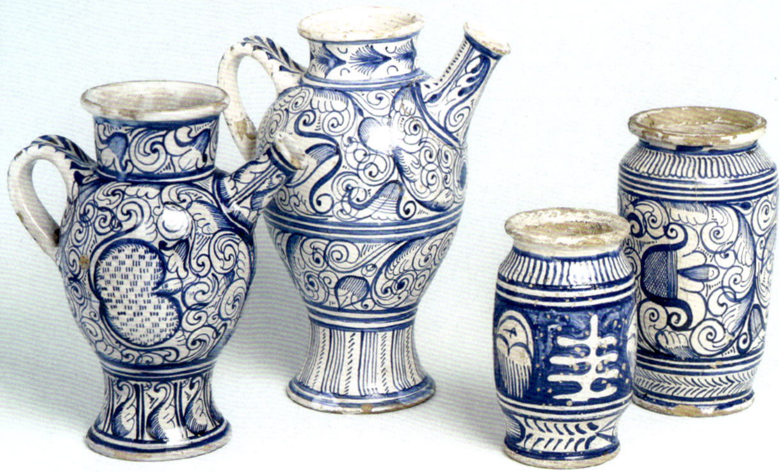

第6室－調剤室 “オフィツィーン”

ラテン語の“officina”は『作業場』という意味で、薬局のオフィツィーンは薬の調剤の場です。薬容器や引き出しの中には、単一の材料（Simplicia）やいくつもの材料を混ぜた複合材料（Composita）がすぐに使えるように準備されていました。作業台（調剤台）では薬剤師が医師の処方せんに基づき薬を調合しました。初期の薬局では、薬を求める人は調剤室に入ることはできず、窓越しに調剤室を見て、そこから薬剤師と会話しました。ようやく18／19世紀になって次第に調剤室が顧客に開かれるようになっていきました。

▲ ファヤンス焼き薬容器。アルンシュタット 17世紀

クラーゲンフルトのウルスラ会（URSULINEN）修道院

修道院では病人の世話をする修道院内の需要と、近くに住む人々の求めに応じて薬が調合されました。薬代として支払われたのは、修道院の門番の所で渡す『神の報酬』と呼ばれた僅かな金額だったため、近くの都市の薬剤師の不興を買うことも珍しくありませんでした。ウルスラ会修道女の調剤室は豪華な装飾を施されたもので、金箔の貼られ

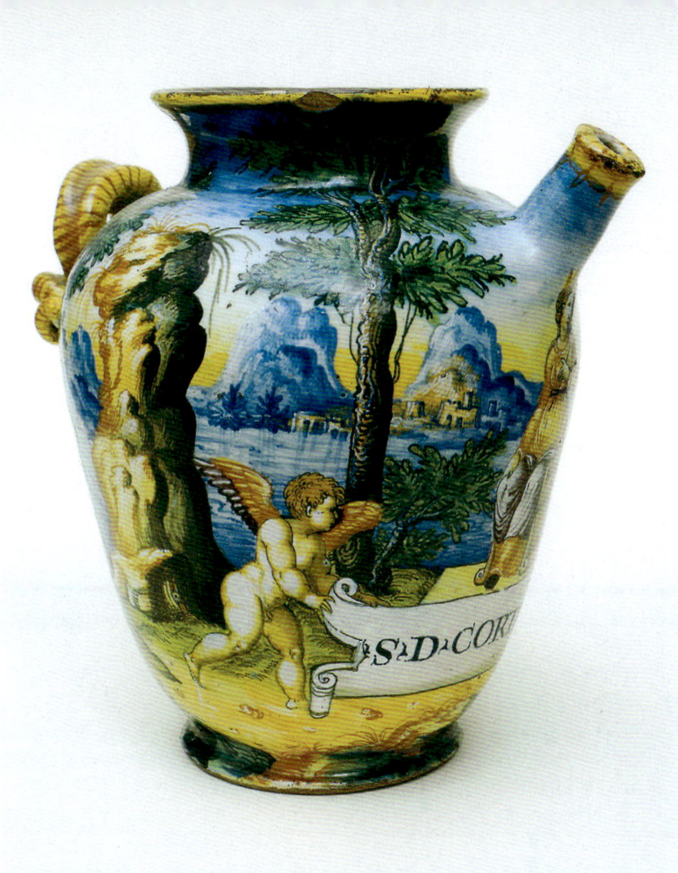

たツタ模様が棚の上部を飾っています。また中央には『救世主イエス』を意味する"IHS"という文字があり、左右には葉模様と複雑に絡み合った数字が、この家具の製作された1730年という年を示しています。調剤台は、19世紀になって付け加えられたクルミの木の卓板のおかげで、その豪華さが引き立っています。今日見られる色調は19世紀のものです。補修時の調査から判明したことは、オリジナルは明るい緑と赤で、金色のアクセントが施され、幅木は白と赤の大理石模様でした。

▲ ウルビーノの有名なフォンターナ工房製のシロップ用ポット。1542/1571年

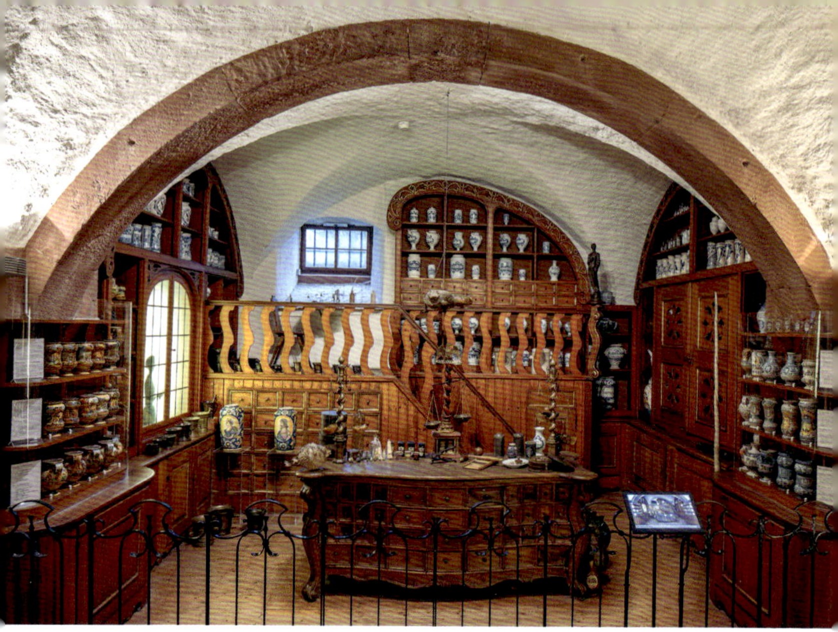

棚には素晴らしいマジョリカ焼きとファヤンス焼きの薬容器のコレクションが飾られています。左側には15～17世紀にファエンツァ・ベネチア・サヴォーナなどのイタリアの都市で制作された色彩豊かなマジョリカ焼きが、右側には18世紀にハーナウ・ニュルンベルク・ドゥアラッハなどのドイツの陶器製作所で作られた輝く白地に青で葉模様を施したファヤンス焼きを見ることができます。さらに見所といえるのは、17世紀のアルンシュタット製の初期のドイツファヤンス焼きです。

▲ **バンベルクのホーフ薬局の装備。1730/40年頃**

バンベルクのホーフ（HOF）薬局

バンベルクにあったホーフ薬局の1730／40年頃の調剤台を含むバロック様式家具は、博物館の中で当時の薬局の日常を再現する場となっています。隣に展示されている修道院の装備と違い、この薬局は都市にあった18世紀の一般薬局の一例です。薬を求めに来た人は、窓を通して薬剤師と会話を交わし、その背後に調剤室を見ることができました。薬剤師は絶えず注目を集めるために、数多くの豪華な薬容器や様々な道具類を並べ、またその中央に一つの見所を作りました。それはイッカク鯨のねじれた角であったり、剥製のワニであったりしました。これを見る人の大半は自分が住む町をほとんど出たことがない人たちで、多くを語ることなく、エキゾチックで未

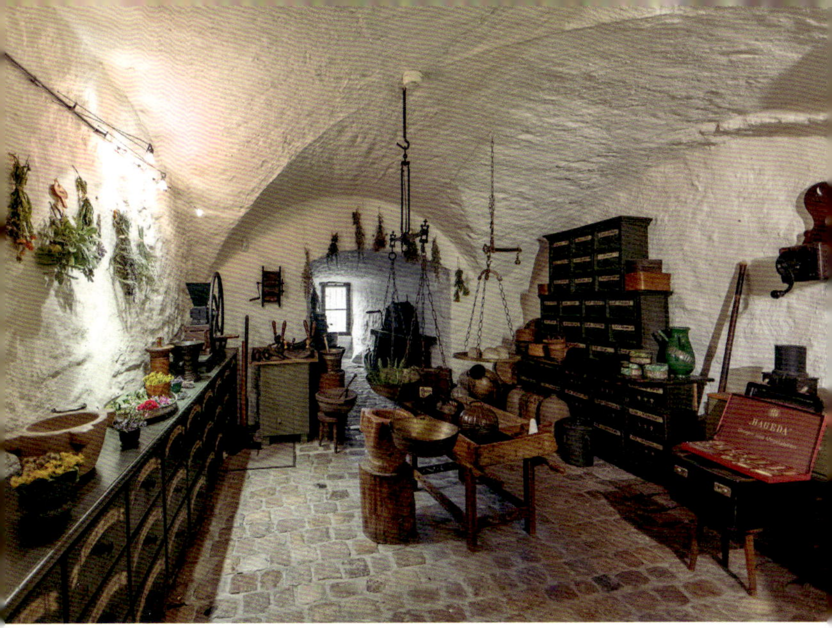

知の謎めいた印象を与えることができました。

第7室 ― 材料と薬草の部屋

20世紀まで、乾燥させて保管しなければいけない大量の在庫は、屋根裏などを使った材料と薬草の部屋に置かれていました。そこでは薬草や他の材料に加えて、19世紀以降は次第に個体の化学物質の占める割合が増えていきました。特徴的だったのは、壺や籠巻き瓶といった大型の保存容器、乾燥用フレームや質素で背の高い大型の引き出し棚でした。

モースバッハのシュタット（Stadt）薬局にあった17世紀の引き出し棚は、薬事博物館が所有するコレクションの最古の家具の一つです。注目すべきことに、下方3段の引き出しに3つの白十字が印されています。これはこの中には、例えばジギタリスの葉（心臓病の薬）のような微量で強い作用のある、一般の物質とは違った注意を要する素材が入っていたことを示しています。

17〜19世紀の様々な道具類は、材料を加工する方法が多様であったことを物語っています。ここでは高価な乳鉢から質素な刃物・まな板・粉ひき・大型の秤などが展示されています。

▲ モースバッハのシュタット薬局の家具を備えた薬草と材料の部屋。17世紀

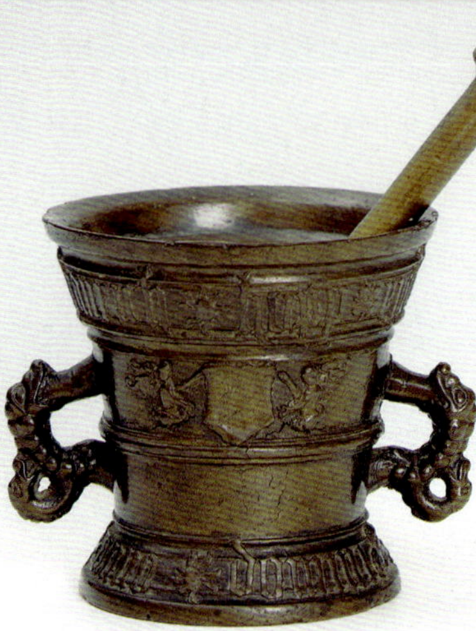

第8室－薬局のシンボル

何百年も薬局の外側を飾っていたのは薬局独自のシンボルでした。薬局や経営者の名前を色彩豊かな看板にして掲げることや、薬局の名前となっている動物・伝説上の生物・聖人などの像を使うこともありました。薬局の名前の付け方も様々でした。『市役所』や『都市』を意味する『ラーツ（Rats）』薬局や『シュタット（Stadt）』薬局は公的な役割を果たすことがありました。また聖書や宗教に関わるマリア薬局というような名前や、領主の紋章に由来するレーヴェン（Löwen）薬局（ライオン－プファルツ選帝侯国やバイエルン）・アードラー（Adler）薬局（鷲－プロイセン）といった名前も多く見られました。ユニコーンのような伝説上の動物を薬局の名前とすることも好まれました。

このテーマに関する薬事博物館のコレクションは、1696年のフュッセンのホーフ（Hof）薬局の看板といったような現存する古い看板や、気品を備えた動物の像だけではなく、今日の薬局のシンボルとなっているロゴが、紆余曲折を経て到達した道のりにも光を当てています。その前段階のものとして、最初の統一シンボル（1928年）と社会国家主義者（ナチス）の政権掌握で、斬新過ぎると排除された1920年代末の前衛的な新即物主義の『3つのスプーンのエンブレム』といった非常に稀少なものが展示されています。

▲ クレーフェのハックマン工房製のブロンズ製乳鉢。1554年

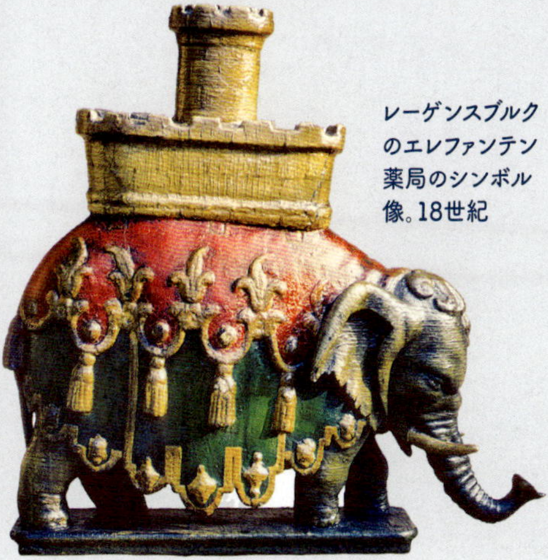

レーゲンスブルクのエレファンテン薬局のシンボル像。18世紀

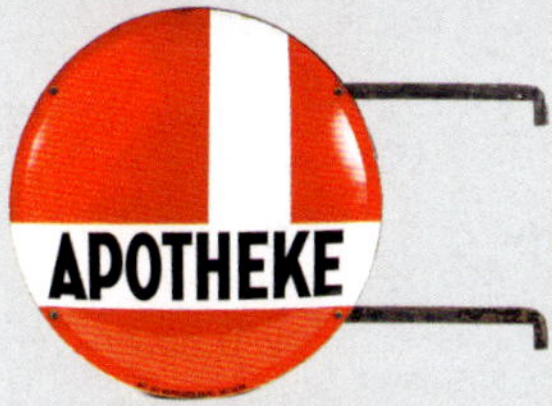

共通シンボル。1928年頃

3つのスプーンのエンブレム。1930年頃

第9室 — 特別展示室

第9室の展示ケースにはコレクションから選ばれたハイライトが特別展示されています。19世紀の展示品として、モルヒネの発見者フリードリヒ・ヴィルヘルム・ゼルテュルナー（1783~1841年）の遺品があります。近代を代表する展示品には『グッドデザイン』を代表するものとして、ハイルブロンのズィヒャラーシェ（Sicherersche）薬局のために製作された薬容器があります。これは著名な工業デザイナーであったヴィルヘルム・ヴァーゲンフェルト（Wilhelm Wagenfeld, 1900~1990年）とハインリッヒ・レッフェルハート（Heinrich Löffelhardt, 1901~1979年）によるものです。

第10室 — 実験室

物城の昔の防備施設の一部であった堅牢な『薬事塔（Apothekerturm）』では、薬剤師の仕事場の一つであった実験室（ラボラトリー、ラテン語の"labor"『働く』から派生）を再現しています。実験室には、多くの製造過程で必要な熱を供給する炉が必ず置かれていました。錬金術の発展は実験室の装備に大きな影響を与えました。12世紀以降、アラビア圏の錬金術が中世ヨーロッパに次第に認識されていきましたが、薬を作るための道具と方法はなかなか伝わりませんでした。ようやく15／16世紀になって、パラケルスス（Paracelsus、1493/94~1541年）の後継者たちが多様な処方を導入していき、まもなく蒸留といったものは薬事から切り離すことができないものとなりました。『蒸留酒』（ラテン語で"aqua vitae"、

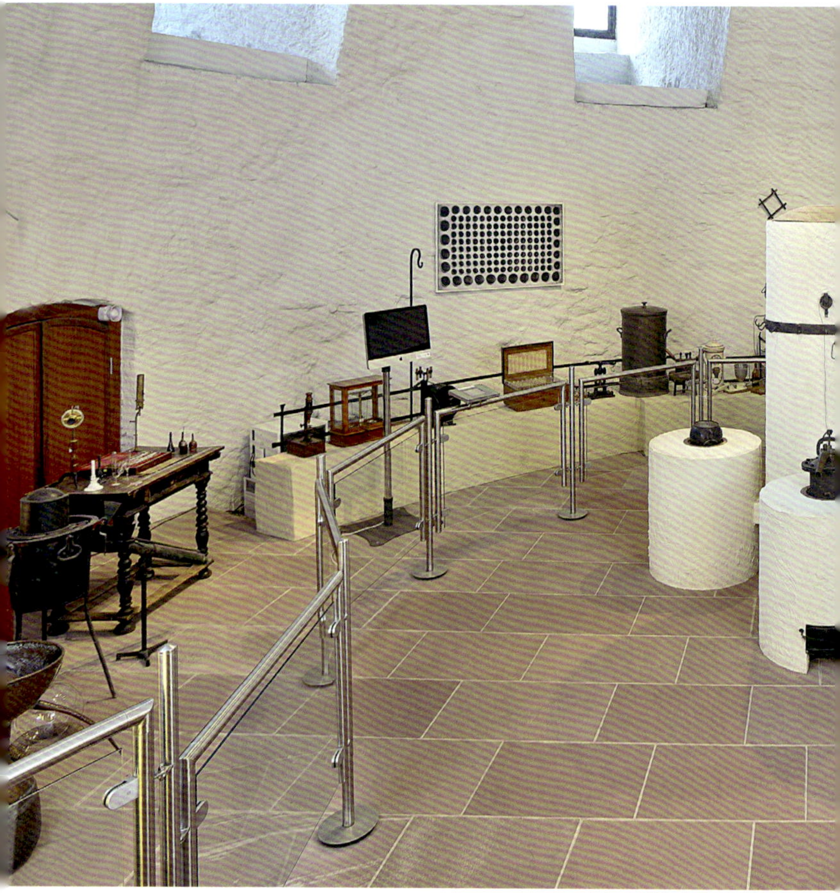

『生命の水』)と精油は医療の目的以外でも大いに好評を博しました。この部屋は16／17世紀当時の絵を参考にしていて、例えば炉や道具類は壁に沿って配置しています。目を引くのは部屋の中央の16世紀に工夫された炉のレプリカです。塔になっている中央の炉は、個別に使用できる3つの炉に繋がっています。4つの炉にはそれぞれ火格子と通気口が備えられて

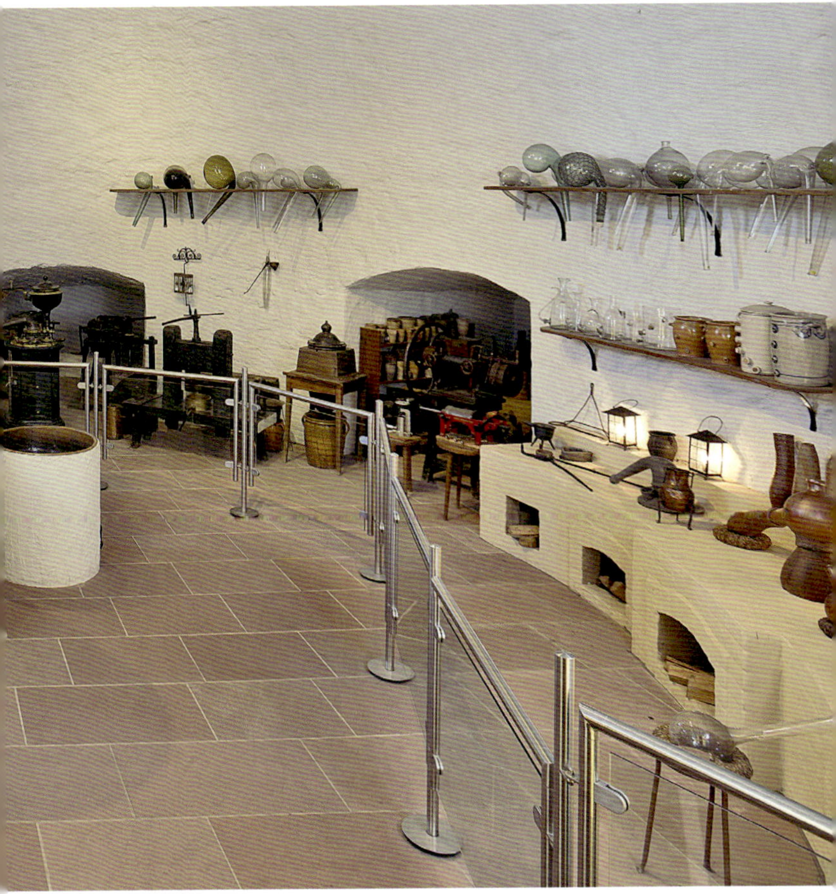

います。『怠け者のハインツ』とも呼ばれたこのタイプの炉は、スライダーを使って熱源を中央の炉から調整しながら周りの3つの炉へ供給することができました。

壁に備え付けられた棚には、実験室で使った典型的な器具類が置かれていま

▲ **実験室を再現した薬事塔。**

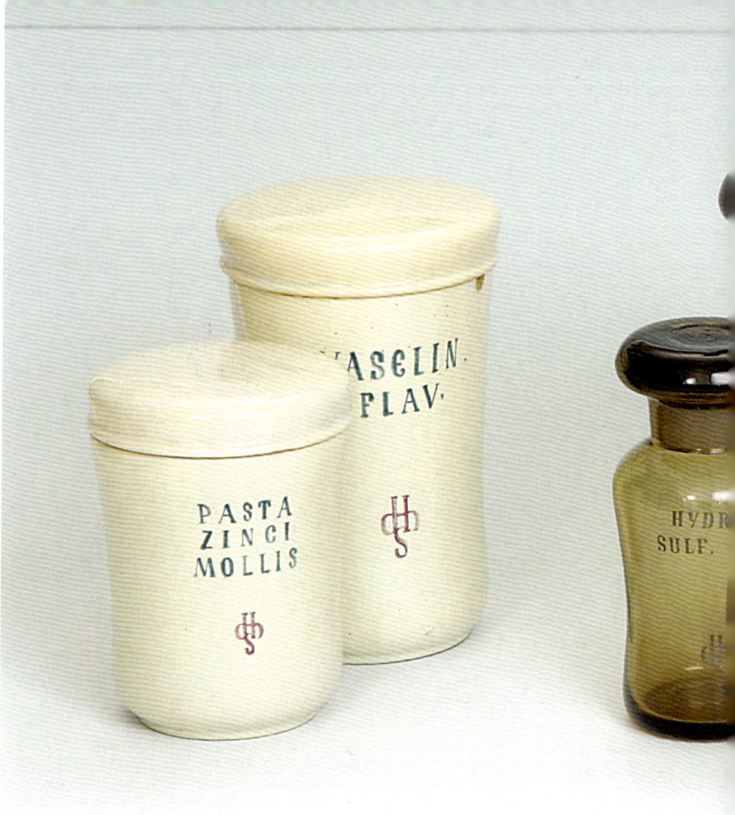

す。薬事博物館のテクニカル・ガラスのコレクションは世界的にみて最大規模で、その一部のガラス製アランビック・レトルト・セパレーター・デカンタが見られます。また、陶器や金属製の典型的な実験容器も飾られています。作業毎に分けてある大型の道具類の中には、17世紀にランツフートのレーヴェン(Löwen)薬局で使用されていたオーク材のプレス機といったものもあります。

第11室ーショップ

1927年にバード・クライネンのディアナ(Diana)薬局のために作られた家具が、博物館ショップの選りすぐった商品を飾るために利用されています。ここでは来館者に書籍類、薬容器のレプリカ、キャンディ、ソープやハンドクリーム等のスキンケア製品、その他の薬事史に関する多彩な品を提供しています 。

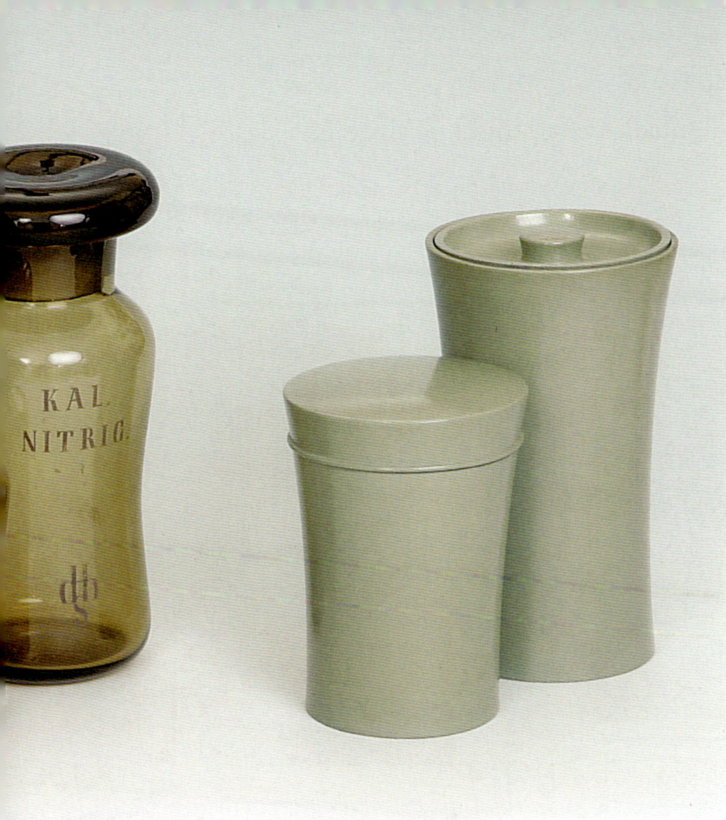

文献

Rudolf Schmitz, Geschichte der Pharmazie, Bd. 1 – Von den Anfängen bis zum Ausgang des Mittelalters, Eschborn 1998. – Wolf-Dieter Müller-Jahncke, Christoph Friedrich, Geschichte der Pharmazie, Bd. 2 – Von der Frühen Neuzeit bis zur Gegenwart, Eschborn 2005. – Elisabeth Huwer, Das Deutsche Apotheken-Museum, Schätze aus zwei Jahrtausenden Kultur- und Pharmaziegeschichte, Regensburg 2015 (3. Auflage).

▲ ハイルブロンのズィヒャラーシェ薬局の薬容器。ヴァーゲンフェルトとレッフェルハートのデザイン。1949/50年

見取り図

Deutsches Apotheken-Museum

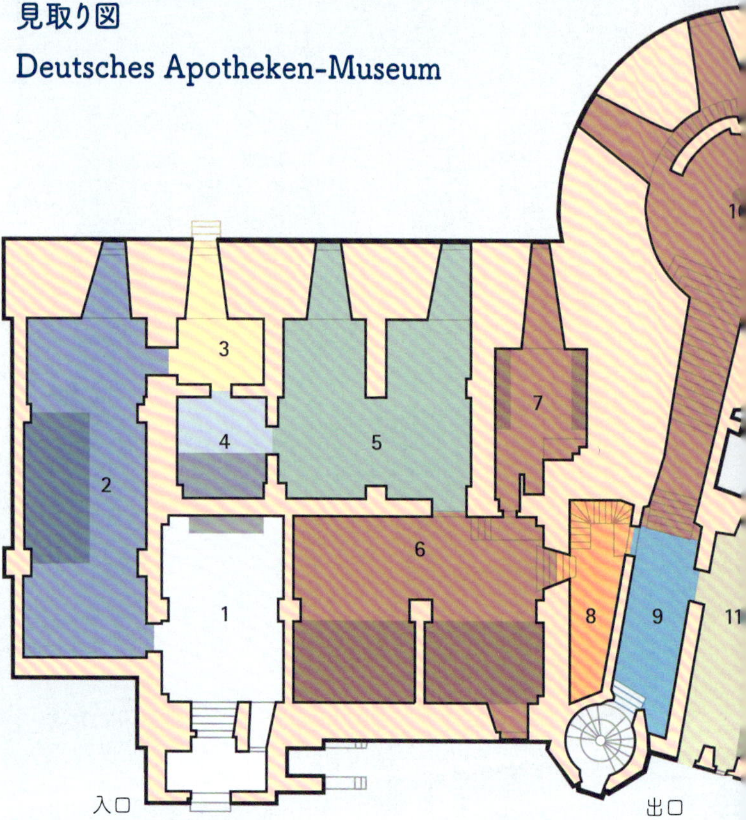

第1室	玄関／インフォメーション
第2室	薬事の歴史的概観
第3室	子供薬局（インタラクティブ）
第4室	ビーダーマイヤー様式の薬局
第5室	歴史的な薬の展示
第6室	薬局調剤室"オフィツィーン"
第7室	材料と薬草の部屋
第8室	薬局のシンボル
第9室	特別展示室
第10室	実験室
第11室	ミュージアムショップ・出口